律动八段锦

主　编　许天兴

副主编　李　莉　王　琴

编　委　鲍鑫宇　侯志慧

人民卫生出版社

·北　京·

版权所有，侵权必究！

图书在版编目（CIP）数据

律动八段锦/许天兴主编. —北京：人民卫生出
版社，2023.10
ISBN 978-7-117-35398-4

Ⅰ.①律… Ⅱ.①许… Ⅲ.①八段锦－普及读物
Ⅳ.①G852.9-49

中国国家版本馆CIP数据核字（2023）第188324号

人卫智网	www.ipmph.com	医学教育、学术、考试、健康，
		购书智慧智能综合服务平台
人卫官网	www.pmph.com	人卫官方资讯发布平台

律动八段锦
Lüdong Baduanjin

主　　编：许天兴
出版发行：人民卫生出版社（中继线 010-59780011）
地　　址：北京市朝阳区潘家园南里 19 号
邮　　编：100021
E - mail：pmph @ pmph.com
购书热线：010-59787592　010-59787584　010-65264830
印　　刷：北京瑞禾彩色印刷有限公司
经　　销：新华书店
开　　本：787×1092　1/32　印张：2
字　　数：40 千字
版　　次：2023 年 10 月第 1 版
印　　次：2023 年 12 月第 1 次印刷
标准书号：ISBN 978-7-117-35398-4
定　　价：39.80 元
打击盗版举报电话：010-59787491　E-mail：WQ @ pmph.com
质量问题联系电话：010-59787234　E-mail：zhiliang @ pmph.com
数字融合服务电话：4001118166　E-mail：zengzhi @ pmph.com

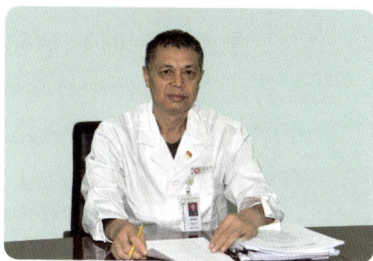

主编简介

许天兴，1968年生，河南商丘人，毕业于第四军医大学（现中国人民解放军空军军医大学）。现为中国人民解放军总医院第二医学中心主任医师，中国人民解放军军事医学科学院放射与辐射医学研究所特聘专家、北京中医药大学特聘专家，担任中国人民解放军医学科学技术专业委员会中医药学会和中国人民解放军针灸学会等4个分会的常务理事。曾荣立个人二等功、三等功各1次，获第四届"中国医师节"解放军总医院最美医师奖。从事针灸临床30余年，善治各种顽固性疼痛、湿疹、易栓症等疑难杂症。独创阴阳"六行"理论，首次提出"五气"的分布及运行模式图，提出新三焦学说，采用数字技术解读人体经络，从二十四节气角度解开太极图的文化象征，对中医学术发展具有深远意义。发表学术论文20余篇。已出版专著《脉动的中医：健康新理念》，并获2022年度中华中医药学会科学技术奖•学术著作奖三等奖。创作歌曲《神奇中医》，在中央广播电视总台"奋斗正青春——2021年五四青年节特别节目"中播出。

副主编简介

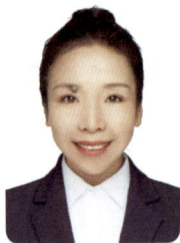

李莉，医学博士，研究员。北京市中医药研究所资源中心学科带头人，北京市中医管理局"一带一路新时代神农尝百草"工程项目负责人，北京民族医药文化研究促进会康养文化与产业发展专业委员会主任委员，中国中药协会精准中药专业委员会副主任委员。主编"健康经济与管理系列·全球健康蓝皮书"《世界传统医药发展报告(2022)》、"健康经济与管理系列·森林康养蓝皮书"《中国森林康养发展报告(2022)》，以及《活力养生 365：十二时辰养生》等著作。

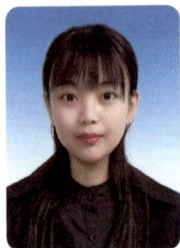

王琴，毕业于中国科学院大学研究生院，目前就职于中国科学院，从事计算机信息化及交叉学科研究。在中医领域，致力于中医药数据挖掘分析，探索能够实现中医药数据综合智能决策支持系统的实现方法。进行了基于数据挖掘的中医诊断智能信息化技术研究，参编《脉动的中医：健康新理念》一书。

前　言

八段锦作为一套独立而完整的健身功法,已经有 800 多年的历史。相传,八段锦是在岳飞的倡导下,由宋代医家以五禽戏为基础,汲取《黄帝内经》的养生智慧,结合劳动人民日常生活和劳作中的动作,创编而成。岳家军广泛练习八段锦,"撼山易,撼岳家军难"被世人传颂,说明岳家军具有超强的战斗力,令敌方闻风丧胆。传说也好,事实也罢,练习八段锦具有强身健体和祛病的效果是显而易见的。

我作为部队里的一名普通医师,长期服务于基层,更要在医治"未病"、增强官兵体质、提升当代人身体素质上下功夫。受岳家军可能通过练习八段锦让战斗力得到提升的启发,我便开始钻研八段锦。在这个过程中,我发现目前社会上流行的八段锦版本众多,对强身健体起到了不小的作用,可它只是在中医药大学或中医学院的体验课中有讲解,或在某些健身团体中流传,或在公园里少量传播而已。总体上,目前社会上流行的八段锦还是在"五行"等传统理念的基础上解读和继承的,是在"阴阳五行"模式二维空间中解读和传授的,且民众很难理解和把握其中的精髓,致使有的动作要领还不够统一和规范,强身祛病的效果还不够明显。这激发了我对八段锦进行创新的想法。在长时间研究与实践的基础上,我从"阴阳六行""五气"

分布三维模式和太极图运行原理入手,重新解读了传统八段锦的精髓,并结合当代人的工作、学习和生活实际,针对当前快节奏、重压力的特点,加上自己多年的感悟,对八段锦的每个动作进行合理创新,**创造了"律动八段锦",使其更适合当代人的特点。整套动作易学、易懂、易练、易推广,对民众的身心健康和缓解精神压力有很好的调节作用。**

律动八段锦是在六行理论指导下的三维空间思维架构中,展现了对传统八段锦的深入思考与解读。律动八段锦在自然状态下就可以开始练习,可以作为军事训练前和各项体育活动前的热身和预备动作,也可以作为运动后的整理运动,还可以作为当代人锻炼身体的健身操。律动八段锦强调呼吸和动作的配合,强调动作到位,特别重视达到增强体质、免疫力、核心肌力等的目的。它基本上没有附加动作和预备动作,柔中带刚。它汲取了现行诸多版本的优点,同时注重腿部、足的动作与上肢及全身运动的有机配合,尽量达到形神合一的境界。下面我就律动八段锦的歌诀及其作用与大家进行分享。

"双手托天理三焦"中的"天"不仅指天空,而且主要代表像"天"一样大的事,那就是国家领土安全、社会稳定、老百姓的生命健康和生活质量的基本保证等。我认为,三焦除了具有行水和火的功能外,还具有免疫功能,可以抵御外来细菌和病毒的侵入,保障机体的健康安全。练习此节,能调理三焦,提高人体免疫力,所以八段锦第一节既是预防,又是开始,可以增强一个人的战斗力和免疫力。

"左右开弓似射雕"主要讲古代战士的操弓技术和射雕本领的强弱,也就是讲远距离作战的武器操控和目标命中率的高低。在调理身体上,八段锦第二节主要是拉开胸廓,锻炼胸肌,增强肺功能,让气血更通畅,同时弓步也锻炼了下肢等,最终目的是让身体强壮、充满能量。

"调理脾胃须单举":有一语双关之深意,在修辞方法上又用了互文。中医认为,脾胃是后天之本、仓廪之官,属土。这一节主要用于调节脾胃功能,同时促进胃液、胆汁的分泌,促进胃肠蠕动,增强消化功能。同时,这个动作也意味着人们既要完成自己的工作,也要照顾好自己的家人,一只手撑起自己的工作和社会职责,同时要按下另一只手,保护好自己的家人,两只手要有共同协作之意,才能形成一个人的完整职责。

"五劳七伤向后瞧":当代人的工作和学习容易保持一个姿势伏案,或者久坐不动,致使颈椎和背部承受的压力很大。做这一节主要是加强颈椎和背部锻炼,可以预防和治疗五劳七伤引起的伤痛,畅通督脉统领诸阳的功能,对强身健体至关重要。

"摇头摆尾去心火":在快节奏的工作、学习、生活中,有些现象往往令我们心浮气躁,陷入贪念、怨怼、攀比等而产生不良情绪。这一节主要提醒大家要去掉积聚在心头的不良情绪,保持心情愉悦畅达。

"怒目冲拳增气力":舒展身体、调整心情后,就要增强志气,在自己的岗位上大展拳脚,心无旁骛地工作、学习,即可一招制胜。本节能调理肝胆。中医认为,肝主筋、主升发,常做本节,可以增强体质和增加力量。

"双手攀足固肾腰":中医认为,肾是先天之本,主骨、生髓、藏精、主发育与生殖等,这是人之根本。因此,通过本节来达到强身固肾的作用。

"背后七颠百病消":这是一个整理和放松的动作,主要整理的是脊柱和脑髓(在人体中是最重要的器官,相当于决策和指挥的最高权力机关)。通过本节,可以让我们达到一个放松身心的良好状态,以更好的状态投入到工作和学习之中。

律动八段锦在继承传统八段锦的基础上有所创新。从数理方面看,律动八段锦全套动作共8节,前7节每个动作各做6遍,共42遍,第8节做7遍,加起来正好是49遍,恰好是"7"的最大倍数,也就是49口气做完49个动作。会阴是非常重要的穴位,由于位置特殊,对其针灸、按摩、艾灸等都不方便,更不雅观。然而做律动八段锦时,每提肛收腹1次,就对会阴按摩1次。全套做完,正好对会阴保健按摩49次,这一点也至关重要。这正是"法于阴阳,和于术数"的具体完美体现。律动八段锦汲取诸多传统八段锦强身健体、养生祛病的精华,强调呼吸和动作的配合,强调动作到位,注重下肢动作与上肢动作的协调,强调全身运动的有机配合,尽量达到形神合一的境界。律动八段锦讲究形与神俱,注重实战化效果。练习它的重点是增强免疫力、核心肌力、耐力,强壮体魄。它不需要借助任何器械,也不受人数多少、环境变化、场地大小的限制,适合在家庭、办公室和一般活动场所练习。律动八段锦的动作虽然看起来单调粗犷,但蕴含唯美和力量等特点,而且柔中带刚、流畅优雅,具有疏通全身经络、调理脏腑气血、促进全身生理系统平衡的作用。它具有理深、简便、安全、有效等特点,适用于不同性别和年龄人群,包括儿童、青少年以及部分老年人等。长期练习律动八段锦，可使身体轻便灵活，精力充沛，达到强身健体和提高免疫力的双重效果。律动八段锦充满朝气、易学、易懂、易推广，尤其适合部队人员练习，这可能是八段锦的精髓所在，也可能是岳飞和众多医家创编八段锦的初衷吧！

律动八段锦是在我的临床实践基础上诞生的，以科学为依据，重点强调"气"与动作的配合，适合广大民众练习。主要有 4 个创新点：

一是从二十四节气的视角，解开了太极图的文化象征，对中医发展具有深远意义。

二是将中医的阴阳"五行"理论增加"气"后，推广为阴阳"六行"理论，改变了传统中医中"行"与"脏腑"的对应关系。"六行"和"五行"是一脉相承的，"六行"是在"五行"的基础上发展和推演的。"五行"是基础、是根本，"六行"是"五行"具体运行、运用的表现和发展，进而形成了"六藏"学说，推演相乘相侮关系，讨论经络的演变及十二经脉流注的关系。

首次提出"五气"的分布及运行模式图。把传统中医理论中的"心包"改为"脾"脏，把"胰"腺和肝、肾一同列为一"脏"，并和"胃"相表里；同时又提出，"奇恒之腑"是"六脏六腑"气化升华结晶的假说。提出了"新三焦学说"，将中医的"三焦学说"与西医解剖的淋巴系统学说相对应，用自然科学和西医理论来科学地解读传统中医理论。

三是采用数字技术解读人体经络，并从中西医结合的角度对人体穴位作了全新定义，从行医的实践操作及效果方面对其进行诠释。

四是探索针灸治病的本质,包括针灸穴位产生相应信息和指令,产生肽的物质,产生生物电,改善局部或全身的血液循环。

这些关于中医的新理念不但完善和发展了中医理论,促进了中西医两者更好地融合,并且为中医理论的发展以及疾病的预防和诊治提供了新的理论和方法。在这些新理念的指导下,不但常见疾病的治愈率大幅度提高,治愈周期缩短,而且对一些疑难杂症的疗效颇为显著,平均治愈率达 80% 左右,也为重新解读八段锦提供了理论依据。

律动八段锦在部队进行了初步实验和调研取样,取得了良好效果。 我首先选择某部的一个连队,通过查看他们的体能成绩,挑选入伍 2～8 年、体能成绩稳定的战士,随机分成 3 组,利用训练间隙、餐前或其他空闲时间,指导战士练习律动八段锦。不到 2 个月,战士们的单双杠、3000 米跑等训练成绩明显提高,个别战士的肩周炎、颈椎病、静脉曲张等病痛都有所改善。上等兵夏某,左肩时常感觉疼痛。我手把手教他练习律动八段锦后,他的症状很快得到缓解。即将退伍的战士小张说:"自从练完许大夫教的律动八段锦,精神状态更好了,整天有使不完的劲儿。回乡后,我要把这套八段锦教给自己的家人和其他亲友。"

目前,我在忙忙碌碌为患者针灸治病的同时,一有空就到连队指导官兵们练习律动八段锦。一位业内专家称赞说:"许天兴研究创新的律动八段锦,对提高部队官兵的核心肌力很有帮助。"律动八段锦讲究形与神俱,强调达到实战化、实训化的良好效果。我在某连队做测试,以战士们练习律动八段锦前后的各项成绩作对比,每周固定时间严格记录,结果显示每个战士的成绩基本上都得到了提高。起初连队领导都不敢相信,到了第4周,每个战士的各项成绩迅速提高,达到峰值,然后进入平台期。连队主官看到这个骄人成绩,异常震惊！他对我说:"您这个八段锦对提高个人和团体成绩及素质太有用了、太有实效了。"这个成绩尽管是在一个连队实验的结果,还不能充分说明其科学性,但结果还是令人振奋的。因为在战场上一秒就能决定生死。在比赛场上,半秒就能决定胜负！这些研究成果已整理成论文《改良版八段锦对战士体能训练成绩的影响》[1]。

另外,我身边的战友、同事和朋友,普遍认为,在坚持练习律动八段锦一段时间后,无不反映良好,有的说再做和以前同样的训练,感到轻松了,疲劳感减少了,训练伤痛明显减少了;有的说颈椎不疼了,有的说腰不酸了,有的说睡眠质量好多了,有的说感到身上有劲了,甚至有的说血压都快正常了……所以,推广律动八段锦是何等的有意义！

2019年10月20日颁布的《中共中央 国务院关于促进中医药传承创新发展的意见》,鲜明指出"中医药学是中华民族的伟大创造,是中国古代科学的瑰宝……切实把中医药这一祖先留给我们的宝贵财富继承好、发展好、利用好"。这更加笃定了我让律动八段锦这一传统瑰宝走出部队、走进百姓生活,并生根开花的想法。2021年2月24日《解放军报》全文刊发了我编创的八段锦,并配有视频。

---

[1] 《解放军医学院学报》2020年第41卷第8期(总第256期)796—798页。

作为一名在一线工作30余年的军医，我有责任把所学转化为提升部队战斗力的助力器，有义务把所会转化为服务百姓的实际行动。今后，一是加强推广力度。通过音视频材料、动作画册、宣传挂图等基层官兵喜闻乐见的形式，综合运用军综网、新媒体公众号等渠道，把律动八段锦宣传好、普及好，让更多官兵了解、学习、练习。二是扩大实验对象，做好实验数据统计。拟以上述实验样式为蓝本，从南、中、北方向各选取2个连级实验单位，结合现代医学如血压、心率、血糖等数据，采用"双盲对照"的实验方法，以获得更加准确和符合客观实际的实验数据，逐步让更多的官兵参与到律动八段锦的练习中来，获得更多的意见反馈，针对性创新发展这一中医传统精髓，使其更加符合时代特色、符合地域特点、符合大众和部队实际。

以上是我个人的观点，恳请大家多批评指正！

许天兴

2023年6月

目　录

视频二维码目录

第一章

八段锦原理概述

"锦"是古代上等丝织品,用多种不同颜色的丝线编织而成。古人认为,"八段锦"这套动作祛病保健效果极好,编排精练、动作完美,具有祛病防病、养生保健、强身健体的功效。此功法共分为 8 段,故曰"八段锦"。在我国古老的导引术中,八段锦是流传最广,对导引术发展影响最大的一种,至今已有 800 余年历史。

八段锦是宋代医学家在五禽戏的基础上创立的,适合广大民众练习,既能强身健体,防老抗衰,又能防病治病,调动人体潜能。五禽戏是我国传统导引养生术中的一个重要功法,分别仿效虎之威猛、鹿之安舒、熊之沉稳、猿之灵巧、鸟之轻捷,力求蕴涵"五禽"的神韵。随着历史的变迁、环境的变化,虎、鹿、熊、猿、鹤这些动物越来越少,民众很难见到。特别是现代,即使有机会见到,它们也大都在动物园里圈养着,或睡觉、或懒散地吃着投送的食物等,很难见到它们嬉戏时的形态和神态,更难以真正领会这些动物嬉戏时的神韵了。

到了宋代,医学家们为了传承"五禽戏"的精髓,借用了劳动人民日常生活和劳作中的动作,以便民众能够理解和掌握。例如,"双手托天理三焦"就是以前劳动人民盖房子时,多人共同托举房梁或往上传递重物时经常做的动作;"左右开弓似射雕"是古代每个战士必须掌握的作战技能。

八段锦动作简单,易学易记,多为马步式或站式,适合青壮年与体力充沛者练习。全套动作共8节,前4段重在治病,后4段重在强身。八段锦之名首见于南宋洪迈《夷坚志》:"政和七年,李似矩弥大为起居郎。……尝以夜半时起坐,嘘吸按摩,行所谓八段锦者。"南宋曾慥《道枢》辑其基本功法为:仰手上举所以治三焦;左肝右肺如射雕;东西单托所以安其脾胃;返而复顾所以理其伤劳;大小朝天所以通五脏;咽津补气左右挑起手;摆鲜鱼尾所以祛心疾;左右攀足所以治其腰。另外,《医方类聚》《灵剑子引导子午记》等书籍均载有类似功法。现在流行的是晚清时所传歌诀:"双手托天理三焦,左右开弓似射雕。调理脾胃须单举,五劳七伤往后瞧。摇头摆尾去心火,两手攀足固肾腰。攒拳怒目增气力,背后七颠百病消。"

八段锦是在前后、左右、上下几大方位缓慢牵拉,旋指,旋腕,旋肩,旋腰,撑裆开跨,伸筋拔骨,螺旋蛹动,静中孕动,动中生静,静以养神,动以养形,形神兼养,内外合一,阴阳结合,处处螺旋画圆的有氧运动。八段锦动作要求"心静、体松、自然",通过外在肢体躯干的屈伸俯仰和内部气机的升降开合,使全身筋脉牵拉舒展,经络畅通,内在"精气神"与外在"筋骨皮"协调统一,从而实现"骨正筋柔,气血以流"的功效。

"筋长一寸,寿长十年",这种说法与经脉学说有着密切联系。如八段锦第七式"双手攀足固肾腰"中,低头攀足这一动作可拉伸后背与大腿后侧韧带;传统养生书籍认为,这个动作可防治梦遗,具有增强肾气的作用。经络是气血运行的通道,对经络的刺激自然会对相应的藏象产生影响。拉筋的同时也是在刺激经络。除此之外,筋相当于韧带,本身也有利关节、保护身体正常功能的意义,而且筋通肝木,拉筋具有疏肝理气的作用。

八段锦的养生原理:一是通过进入安静的状态,让身体达到自如的稳定状态,从而恢复健康;二是通过主动的动作与意念,主要是意念,来影响身体中气的运动,使其通畅和谐,从而达到健康状态。它能促进全身气血循环,改善各种慢性病症状;疏通肺经,同时治疗腰腿、手臂、头眼部等疾病;调和脾胃两经的阴阳,增强人体正气,主治脾胃不和证;疏通带冲二脉及胆经,治疗劳损引起的颈椎和腰椎疾病;治疗心火旺所致气血两虚、头昏目眩和脚步不稳,增强腰力、腿力和眼力;强筋骨、固腰肾,治疗腰酸背痛、手脚麻木、腰膝酸软等;祛邪扶正,接通任督二脉,贯通气血,消除百病等。

第二章

律动八段锦概述

一、律动八段锦的功效与特点

律动八段锦具有滋阴助阳、培元补气、疏通经络、活血生津、强身健体、延年益寿等功用。律动八段锦通过拉伸肌肉与韧带，使肌肉强壮、韧带松柔，促进全身气血循环，改善各种慢性病症状；具有徒手定步、节省时间、方便灵活、动作简单易学、锻炼全面、内外兼顾、瘦弱者可健壮、体胖者能减肥、效应大且快等特点。

律动八段锦有诸多优点，它汲取了传统八段锦强身健体、养生祛病的精华，而且动作柔中带刚、流畅优雅，能疏通全身经络、调理脏腑气血、促进全身生理系统平衡，具有理深、简便、安全、有效的特点。动作时间比较短(约10分钟)，练习者可以利用训练前后、课间、饭前或休息时间练习，比较适合大众和学校师生练习，尤其适合部队及机关紧张的工作节奏。长期练习可增强核心肌力，达到强身健体和提高战斗力的双重效果，对缓解压力有一定作用。

二、律动八段锦的传承与创新

律动八段锦既蕴含了中国古老的数理文化，又与现代科学理论相互印证，是一套顺应自然规律与科学的功法。八段锦整套功法都与"7"等科学理论相印证。例如第八式"背后七颠百病消",之所以要七颠,这和月亮的盈亏相关,它是古人通过观察月亮的盈亏之后发现的。一周为什么是 7 天? 因为月亮从没有到半圆是 7 天,从半圆到满月是 7 天,从满月回到半圆又是 7 天,从半圆到月牙消失还是 7 天。从易经八卦的角度也能解释和证明一周为什么是 7 天。乾、兑、离、震、巽、坎、艮、坤,从二进位转化为十进位则依次为 7、3、5、1、6、2、4、0;零既是结束又是开始,所以八卦 8 个符号,就是 1 到 7 七个数字的循环。

从图 2-1、图 2-2 可知,埃及金字塔出土的 142857 这个"走马灯"非常奇妙,每累加 1 次,其 6 个组成数字就会依照顺序轮转。计算公式分别为 142857×1=142857,142857×2=285714,142857×3=428571……以此类推,到了第 7 天,计算公式就是 142857×7=999999,由 999999 取代了 142857。数字图盘充分说明了一周为 7 天有一定的科学性。这也解释了为什么连续工作 7 天以上,人们会感到疲倦和不满、烦躁等不良情绪。目前,中医理论和现代医学都证明,"7"这个数字与人们的生理和心理周期息息相关。

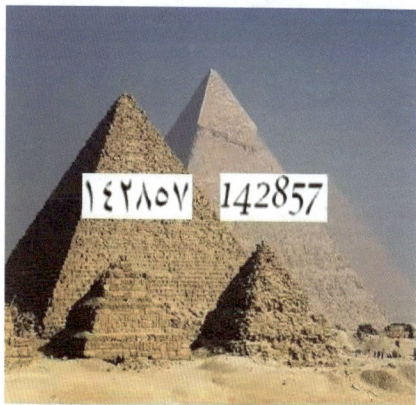

142857是任意不被7整除数字之商的小数点后若干位上的循环节

图 2-1 埃及金字塔出土的"走马灯"数为 142857

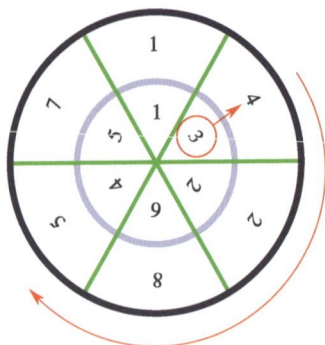

142857×3=428571

图2-2 "走马灯"数的循环

另外,宇宙精细结构常数0.00729,约等于0.007,也与"7"相关。自然界中的动物、植物、微生物,以及人类生活都与"7"这个数字有密切的关联。例如:太阳光是七彩阳光;酸碱中和度的pH是7;猫生小崽大约经历7(天)×9=63(天);虎生虎崽大约需要7(天)×15=105(天);鸡蛋破壳而生大约需要7(天)×3=21(天);人十月怀胎大约280天,即7(天)×40=280(天)。可见,这些现象都与"7"有关,都是"7"的倍数。

三、调研实验情况

此前,为验证律动八段锦的效果,我选择某部某连为样本,让连队战士在日常正常生活训练的基础上,增加每日练习律动八段锦,持续4周,均在早、晚饭前做1遍,每次10分钟左右。对有关数据进行梳理统计,结果见下。

20名战士分别患静脉曲张、骨膜炎、肩周炎、腰椎间盘突出症等慢性病,坚持做律动八段锦4周后,感到有改善的占65%,其中感到明显改善的占35%(表1,图2-3)。

30m×2蛇形跑:15名战士中有14名成绩明显提高,占93%;第4周测30m×2蛇形跑,最高提高了1.14秒,平均提高0.33秒(表2,图2-4)。

表 1　律动八段锦练习总体成效

序号	姓名	原有病症	1 周练习	2 周练习	3 周练习	4 周练习
1	李某	静脉曲张	没有明显改善	站岗后小腿不会特别肿胀	站岗后小腿不会特别肿胀	有明显消退
2	范某	脊椎侧弯	没有明显改善	外派学习	外派学习	外派学习
3	李某	紫癜	没有明显改善	没有明显改善	没有明显改善	没有明显改善
4	金某	静脉曲张	没有明显改善	站岗后小腿不会特别肿胀	没有明显改善	没有明显改善
5	金某	静脉曲张	没有明显改善	站岗后小腿不会特别肿胀	站岗后小腿不会特别肿胀	有明显消退
6	李某	精索静脉曲张	没有明显改善	没有明显改善	没有明显改善	没有明显改善
7	崔某	紫癜	没有明显改善	没有明显改善	没有明显改善	没有明显改善
8	贾某	脊椎侧弯	站哨 40 分钟后会感觉疼痛	站哨 40 分钟后会感觉疼痛	站哨 1 小时后会感觉疼痛	站哨 1 小时后会感觉疼痛
9	周某	紫癜	没有明显改善	没有明显改善	没有明显改善	没有明显改善
10	张某	静脉曲张	没有明显改善	站岗后小腿不会特别肿胀	站岗后小腿不会特别肿胀	有明显消退
11	靳某	骨膜炎	没有明显改善	没有明显改善	可以参加热身小步跑	基本不痛了
12	曹某	静脉曲张	没有明显改善	没有明显改善	没有明显改善	有明显消退
13	王某	紫癜	没有明显改善	没有明显改善	没有明显改善	没有明显改善

序号	姓名	原有病症	1周练习	2周练习	3周练习	4周练习
14	曹某	腰椎间盘突出症	站哨1小时后会感觉疼痛	站哨1小时后会感觉疼痛	站哨1.5小时后会感觉疼痛	站哨1.5小时后会感觉疼痛
15	燕某	静脉曲张	没有明显改善	没有明显改善	没有明显改善	没有明显改善
16	玄某	静脉曲张	没有明显改善	站岗后小腿不会特别肿胀	站岗后小腿不会特别肿胀	没有扩散迹象
17	梁某	骨膜炎	没有明显改善	站哨1小时后会感觉疼痛	站哨1小时后会感觉疼痛	基本不痛了
18	任某	肩周炎	感觉肩膀处特别热	没有明显改善	肩膀活动没有明显响声	基本不痛了
19	高某	静脉曲张	没有明显改善	站岗后小腿不会特别肿胀	站岗后小腿不会特别肿胀	有明显消退
20	袁某	半月板损伤	日常体能训练不能参加	可以参加热身小步跑	日常体能训练可以参加	日常体能训练可以参加

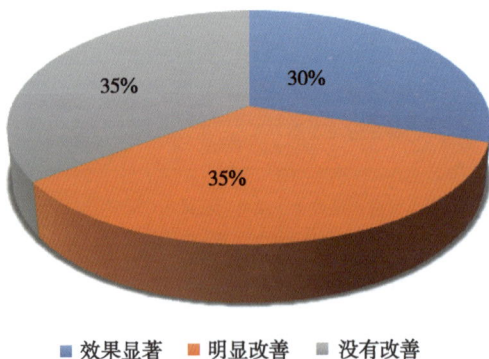

效果显著　■ 明显改善　■ 没有改善

图2-3 坚持做"律动八段锦"4周后效果图

表 2　律动八段锦练习后"蛇形跑"成效

科目：30m×2 蛇形跑

序号	姓名	原有成绩	练习1周		练习2周		练习3周		练习4周	
			成绩提高		成绩提高		成绩提高		成绩提高	
1	袁某	19″76	19″70	00″06	19″56	00″20	19″40	00″36	19″40	00″36
2	陈某	19″70	19″63	00″07	19″50	00″20	19″50	00″20	19″45	00″25
3	张某	19″10	19″10	00″00	19″10	00″00	19″10	00″00	19″15	-00″05
4	于某	19″50	19″50	00″00	19″44	00″06	19″30	00″20	19″15	00″35
5	李某	20″57	20″55	00″02	20″40	00″17	20″18	00″39	20″00	00″57
6	王某	20″18	20″20	-00″02	20″13	00″05	19″78	00″40	19″66	00″52
7	吴某	20″14	20″20	-00″06	20″06	00″08	20″00	00″14	19″87	00″27
8	闫某	20″17	20″10	00″07	20″00	00″17	19″83	00″34	20″00	00″17
9	卢某	20″52	20″47	00″05	20″30	00″22	20″17	00″35	20″10	00″42
10	范某	20″10	20″15	-00″05	20″00	00″10	20″00	00″10	19″88	00″22
11	冯某	20″08	20″10	-00″02	19″95	00″13	19″89	00″19	20″15	-00″07
12	史某	20″67	20″55	00″12	20″30	00″37	20″18	00″49	19″93	00″74
13	罗某	19″78	19″60	00″18	19″58	00″20	19″40	00″38	19″33	00″45
14	梅某	20″20	20″00	00″20	20″00	00″20	19″86	00″34	19″77	00″43
15	朱某	19″77	20″13	-00″36	20″00	-00″23	20″00	-00″23		
个人成绩提高最多				00″20		00″37		00″49		00″74
平均提高成绩				00″02		00″14		00″24		00″33

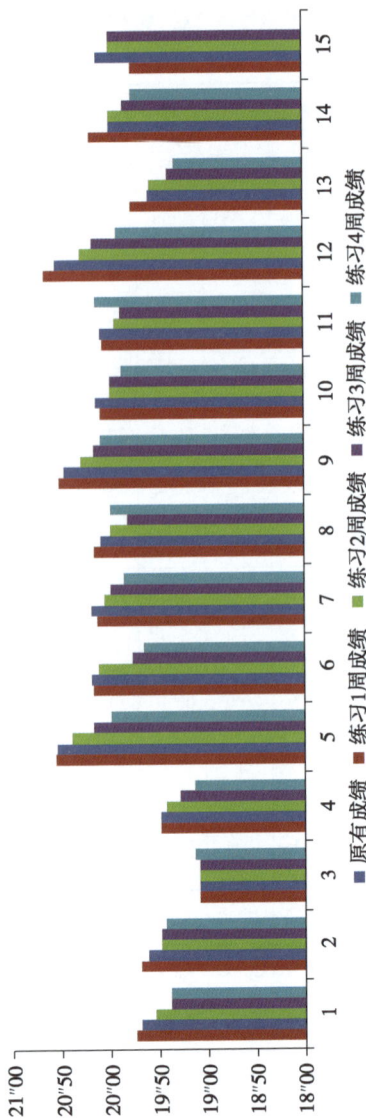

图 2-4　律动八段锦练习后"蛇形跑"成效对比图

引体向上:15 名战士中有 13 名成绩明显提高,占 86%;第 4 周测引体向上,最高提高了 5 个,平均提高 3 个(表 3,图 2-5)。

表 3　律动八段锦练习后"引体向上"成效

科目:引体向上

序号	姓名	原有成绩/个	练习 1 周		练习 2 周		练习 3 周		练习 4 周	
			成绩提高/个		成绩提高/个		成绩提高/个		成绩提高/个	
1	钱某	11	11	0	13	2	13	2	14	3
2	瞿某	11	12	1	14	3	14	3	14	3
3	付某	13	12	-1	13	0	15	2	16	3
4	李某	13	13	0	13	0	13	0	14	1
5	苏某	7	9	2	8	1	9	2	9	2
6	刘某	2	5	3	5	3	6	4	5	3
7	苏某	13	13	0	13	0	13	0	16	3
8	郭某	6	8	2	8	2	8	2	8	2
9	郭某	12	12	0	13	1	12	0	13	1
10	夏某	8	9	1	10	2	10	2	12	4
11	谢某	6	7	1	7	1	7	1	7	1
12	刘某	15	17	2	17	2	18	3	19	4
13	张某	12	14	2	15	3	15	3	17	5
14	付某	0	2	2	3	3	3	3	3	3
15	杨某	0	0	0	0	0	1	1	1	1
个人成绩提高最多/个			3		3		4		5	
平均提高成绩/个			1		2		2		3	

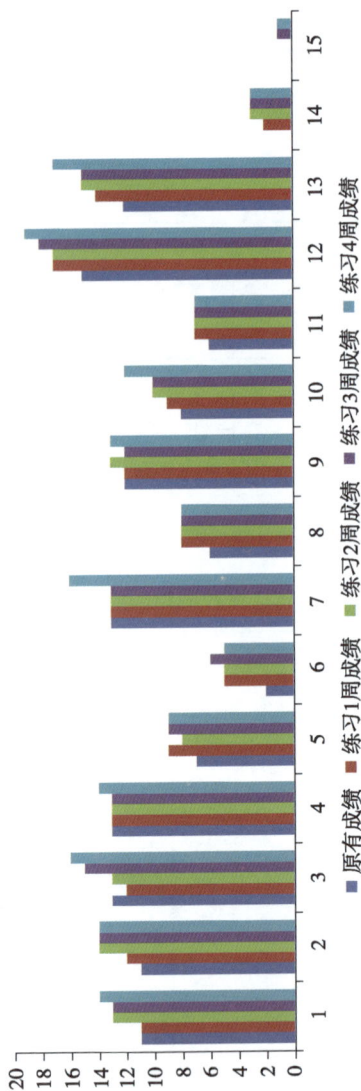

图 2-5 律动八段锦练习后"引体向上"成效对比图

3 000m 跑:15 名战士中有 14 名成绩明显提高,占 93%;第 4 周测跑 3 000m,战士成绩最高提高了 1 分钟零 2 秒,平均提高 43 秒(表 4,图 2-6)。

表 4 律动八段锦练习后"3 000m 跑"成效

科目:3 000m 跑

序号	姓名	原有成绩	练习1周		练习2周		练习3周		练习4周	
			成绩	提高	成绩	提高	成绩	提高	成绩	提高
1	谢某	12'40	12'40	00'00	12'35	00'05	12'30	00'10	12'20	00'20
2	程某	12'50	12'50	00'00	12'50	00'00	12'40	00'10	12'40	00'10
3	张某	13'32	13'20	00'12	13'20	00'12	13'00	00'32	12'30	01'02
4	杨某	12'45	12'40	00'05	12'40	00'05	12'34	00'11	12'50	-00'05
5	曹某	13'50	13'40	00'10	13'15	00'35	13'00	00'50	12'48	01'02
6	苏某	13'30	13'30	00'00	13'10	00'20	13'00	00'30	12'50	00'80
7	王某	12'55	12'55	00'00	12'40	00'15	12'30	00'25	12'44	00'11
8	张某	12'50	12'45	00'05	12'40	00'10	12'40	00'10	12'15	00'35
9	周某	13'20	13'20	00'00	13'20	00'00	12'58	00'62	12'45	00'75
10	李某	13'50	13'50	00'00	13'45	00'05	13'30	00'20	13'10	00'40
11	杨某	13'02	13'00	00'02	13'00	00'02	12'52	00'50	12'43	00'59
12	贾某	13'00	12'50	00'50	12'45	00'55	12'50	00'50	12'45	00'55
13	康某	12'52	12'50	00'00	12'50	00'00	12'43	00'09	12'40	00'12
14	晋某	12'50	12'50	00'00	12'50	00'00	12'50	00'00	12'47	00'03
15	张某	12'45	12'50	-00'05	12'50	-00'05	12'30	00'15		
	提高最高成绩			00'50		00'55		00'62		01'02
	平均提高成绩			00'08		00'11		00'26		00'43

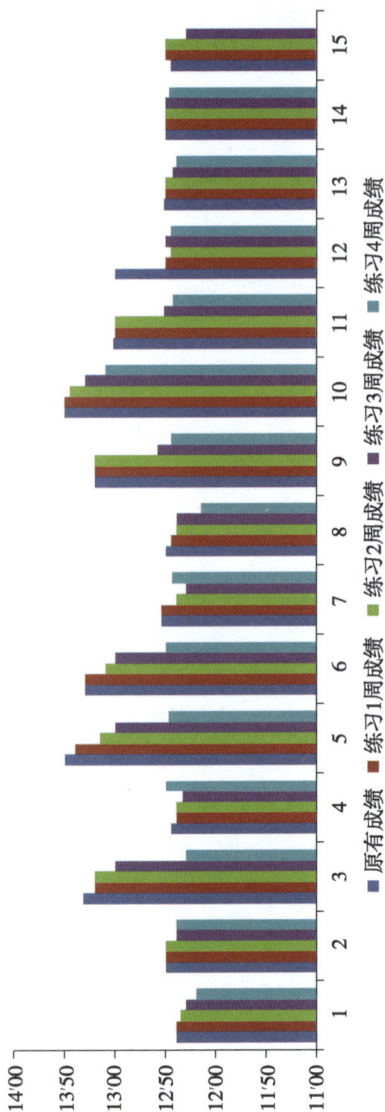

图 2-6 律动八段锦练习后"3 000m 跑"成效对比图

由于统计时间和实验样本比较有限，不足以完全反映律动八段锦的强身健体和祛病效果。但至少可以发现，坚持练习律动八段锦，仅仅4周就对官兵职业性慢性病有一定改善作用，对官兵体能训练成绩的提高有较为明显的促进作用。通过回访，绝大多数参加实验的官兵都说，"做完后感到神清气爽，浑身舒展"，均给予了积极反馈。

四、律动八段锦的变革

(一) 律动八段锦是在继承传统八段锦精髓的基础上，运用中西医和其他自然科学知识，从"S节气太极阴阳鱼模型图"（图2-7）中进行认真剖析解读后创编的

从二十四节气角度出发，探讨太极图的形成原理：在"S节气太极阴阳鱼模型图"中，二十四节气把图分成24份，其中夏至构成太极图的一个极点，冬至构成太极图的另一个极点。从极点出发，将二十四节气连接线和二十四等分线上的交点，从第一个起依次用光滑的弧线连接起来，则构成了S曲线（太极曲线）。

在中国古代，通常以上为南、下为北、左为东、右为西，而人的正位是面南背北。在一日之内，太阳从东方升起，至西方落下，人处在正位看到的太阳（阳气）运行轨迹就是太极运行方向，所以S线的方向也是顺时针方向，从上到下、从南到北。至于2个极点及阴阳鱼眼的依据，夏至虽是阳气最旺的时节，但是最高点也意味着开始下降，

古有"夏至一阴生"的说法,而从夏至发出的 S 曲线则是阳气越来越少,形成了阴阳鱼图中的阴鱼(黑色),鱼眼是"冬至"到"立夏"的连接线与春分的交点,为白色,表示阴中有阳;另一边则是从冬至发出的阳鱼(白色),鱼眼是"夏至"到"立冬"的连接线与秋分的交点,为黑色,表示阳中有阴。这样便形成了"S 节气太极阴阳鱼模型图"。

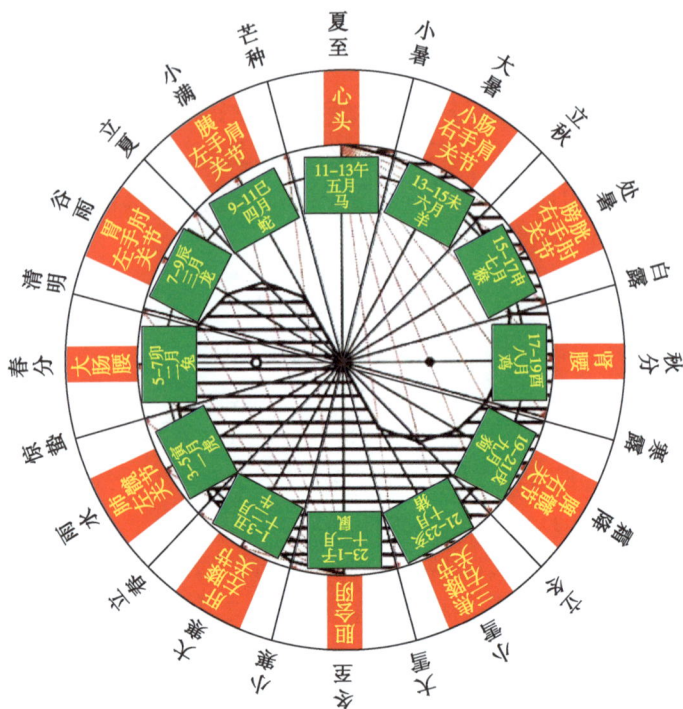

图 2-7　S 节气太极阴阳鱼模型图

"S节气太极阴阳鱼模型图"的意义:最外圈为圆形(象征太极),一是表示万物的变化周流不息、无始无终,二是表示无所不包、无处不在,三是表示圆融畅顺、圆满法界。

图中的S曲线(象征阴阳两分),一是表示万事万物的变化都包含相辅相成的阴阳两方面;二是表示阴阳彼此消长互动,阴长则阳消,阳长则阴消,阳极生阴,阴极生阳;三是表示阴阳互为其根,各自均以对方为存在条件;四是表示事物阴阳的转化都是渐进的过程,即由量变到质变;五是表示阴阳互推互化,生生不息。

阴阳中的鱼眼,一是表示阴阳双方中都包含对立面的因素,即阴中含阳、阳中含阴;二是表示阴阳本身也不是一成不变,其内部也会生化出对立面的因素;三是表示阴阳之间的关系是复杂的,不是单一的对立关系。

(二)律动八段锦是在"六行"理论指导下创编的

五行之间的相生相克关系是单方向的,是在一个平面上的;而六行由于增加了"气",除了原有五行之间的相生相克关系外,"气"和原有五行之间的关系则是双向的相生相克关系。气跳出了原有五行所在的这个平面关系,而使六行之间的关系成为三维的空间关系。因此,五行之间反映的是二维空间的相互关系,而六行之间却能反映出三维空间的相互关系。"五行"增加"气"演变为"六行"(图2-8)。在此"六行"理论指导下,创编了律动八段锦,以更好地为人类健康服务。

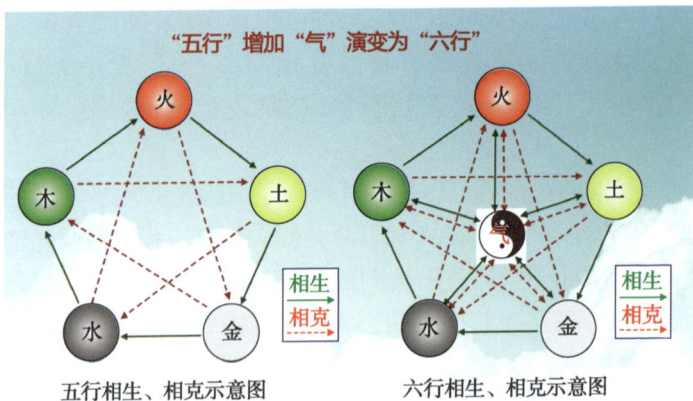

"五行"增加"气"演变为"六行"

五行相生、相克示意图　　　六行相生、相克示意图

图 2-8　六行理论演示图

(三) 律动八段锦具有加强核心区的肌力和强身健体、益智疗疾等多种功效

所谓核心肌力,是指"附着于脊柱、骨盆、髋关节等骨骼上并在运动或静止状态中起到保持身体基本姿势、维持姿势稳定与平衡的核心肌肉在神经支配下协调配合、共同作用而产生的合力"。

核心力量有别于传统的"躯干力量"和"腰腹力量"。核心力量更强调在稳定核心部位(腰椎 - 骨盆 - 髋关节)、核心部位与上下肢运动相结合,以及预防运动损伤时的功能性力量。稳定躯体是核心肌群的核心功能,也是核心肌力训练的目的和结果。目前,美国等西方国家越来越重视核心肌力的训练,我国医疗界也认识到人体核心区的重要性。

在临床上发现，核心肌力强的人，身体相对就好些，协调性也强，耐力相对好，人也相对聪明，同样劳动后体力恢复得也快，即便有病了，健康恢复得也快。在我给患者针灸时，核心肌力相对强的人，针灸和用药效果就好。核心肌力弱的人，下腰痛和腿痛的发病率就高，同时颈椎病和肩周疾病的发病率也相对高。

总之，律动八段锦具有如下几大功效：

1. 促进全身气血循环，改善各种慢性病症状，增强体质。

2. 疏通肺经，治疗腰腿、手臂、头眼部等疾病，增强抗病能力。

3. 调和脾胃两经的阴阳，增强人体正气，主治脾胃不和证，使身体强壮，增强力量。

4. 疏通带冲二脉及肝胆经，治疗劳损引起的颈椎和腰椎疾病，解郁除闷，调节心理平衡。

5. 治疗心火旺所致气血两虚、头昏目眩和脚步不稳，增强腰力、腿力和眼力，让身体更加灵活。

6. 强筋骨，固腰肾，治疗腰酸背痛、手足麻木、腰膝酸软等，增强核心肌力和柔韧性。

7. 祛邪扶正，接通任督二脉，贯通气血，消除百病，增强免疫力。

第三章

律动八段锦

双手托天理三焦,左右开弓似射雕。
调理脾胃须单举,五劳七伤向后瞧。
摇头摆尾去心火,怒目冲拳增气力。
双手攀足固肾腰,背后七颠百病消。

律动八段锦

第一式　双手托天理三焦

(一) 动作要领

自然站立,左跨半步,与肩同宽,略屈膝,抬起双臂,掌心向下,至肩部后回落,双手交叉于下腹部,掌心向上,自然吸气,翻腕慢慢上举托天,眼随手动,两臂抬起至最高位时掌心向上,直至 2 个肘关节和双腿伸直时提肛、收腹、屏气,舌尖抵上腭,保持 3 ~ 5 秒后,提踵(足跟),双手用力上举托天后,自然松开双手垂臂,慢慢呼气,恢复自然站姿。紧接着做右侧动作亦然,左右共做 6 遍。

(二) 动作原理及经络分析

三焦是中医学名称,是六腑之一,包括上焦、中焦和下焦;横膈膜以上为上焦,横膈膜与脐之间是中焦,脐以下是下焦。实际上,三焦牵扯到五脏六腑,就上焦而言,包括心、肺,中焦指脾、胃等,下焦指肾、膀胱、大肠、小肠等脏腑。

为什么双手托天可以理三焦? 首先,我们要知道三焦经的起点、循行路径和止点。三焦经即手少阳三焦经,循臂中间上行,一支上面部,一支入属三焦,络心包。三焦经起于关冲,当并步站立,两臂下垂时,由于重力(地心引力)的原因,给气血上行造成一定困难,而双手托天这个动作,将该经脉的起点关冲托至身体的最上部,受地心引力的影响,促使气血很快入属三焦,于是便有效地调理了三焦。

调理三焦对身体有什么好处呢? 正如前文所言,三焦牵扯到脏腑,上焦是心、肺,中焦是脾、胃,其余都在下焦。因此可以看出,两手托天理三焦这个动作是提高五脏六腑功能的有效方法。它可以强心益肺,和胃健脾,疏肝利胆,通调膀胱,滋阴补肾,润肠化结。

从整个动作过程来看,两手上提时,手、足三阴三阳经络得以舒展。从胸到手,从手到头,从头到足,从足到腹胸,形成了一个环形循环。随着呼吸运动,促进三焦气机运化,胸廓扩张,使腹腔、盆腔内的脏腑受到牵拉按摩,起到通三焦、调气血、养内脏的效果,同时对腰背肌肉、关节也有着良好的作用。

"双手托天"即以双手上提伸展躯体,主要是将身体拉直,来调理三焦的生理功能,同时也对背后的督脉和胸前的任脉进行了拉伸,有利于促进小周天的循环,还不同程度地疏理了手三阳和手三阴、足三阳和足三阴的循环。

整体上看,这个动作是对身体整个内在经络循环的疏理和拉伸。

通过对脊柱的对拉拔伸,可激活背部的督脉及脊柱两侧的足太阳膀胱经。由于"督脉为阳脉之海",膀胱经为背部贯穿上下之阳脉,有脏腑俞穴,可起到助长身体阳气生发的作用。通过拉长躯干与上肢各关节周围的肌肉、韧带及关节软组织,对防治肩部疾患、预防颈椎病等具有良好的作用。

练习本动作涉及的主要经脉有任脉、督脉、手少阳三焦经、手厥阴心包经、足少阳胆经、足太阳膀胱经等。

(三)要点总结

双手托天理三焦的要领在于,双手托天时,头随着手上仰,同时双目注视双手。平时颈部大部分时间是低下的,而且脏腑悬挂太久,有下坠趋势,所以举起双臂伸懒腰,可以放松颈部,提升脏腑。

本式名称中的"双手托天"是动作的要领,"理三焦"是对其作用的概括。它以中医学的三焦学说为指导,调全身,平衡阴阳。

"三焦"在此处代指全身上下。本式锻炼时,通过站立状态下的十指交叉上托至极,使脊柱得以充分伸展。这一动作对全身的影响是明显的,全身各个关节几乎全部参与锻炼。如果在两手托天时配合腹式呼吸,还会使胸腹部几乎所有内脏都得到间接"按摩";同时,由于人体的上、下肢,分别有手足三阴、三阳经分布,躯干前后除有足三阴、三阳经外,尚有任、督二脉循行,故全身经络系统中最主要的十四经及其相关的络脉、经筋、皮部,也随着锻炼的进行而得到调理。

我在《脉动的中医:健康新理念》一书中写道,三焦中的上焦应为膈肌以上的淋巴系统,中焦应为膈肌以下、盆腔以上的淋巴系统,下焦应为盆腔以下淋巴系统;三焦和脾相表里,更符合人体生理的自然规律,因为脾是全身最大的免疫器官。

本式的"理三焦"作用具体体现在三方面:

1. 调理作用　调理人体的免疫功能,对包括关节、肌肉、脏腑等在内的全身均起作用。

2. 平衡作用　通过对阴阳经脉的调理,起到调整人体阴阳、气血的作用。

3. 桥梁作用　通过运动量较小的、全身性的"两手托天"运动,为整套功法的锻炼起到热身作用,使锻炼者顺利地从偏于静的预备势,过渡到运动量较大的下一式——"左右开弓似射雕"。

第二式　左右开弓似射雕

(一) 动作要领

自然站立,两掌向上交叉于胸前,拉弓手在内,左足向左前弓步,右膝关节缓慢伸直,迈出一大步成弓步,左手如推握弓背,右手似拽弓弦,用力拉满,拇指握于拳外,两拳与肘尖齐平,呈拉弓姿势,眼睛凝视箭头和远方目标方向。开弓时自然吸气,拉满时提肛、收腹、屏气,舌尖抵上腭,保持 3 ～ 5 秒，慢慢呼气，恢复自然站姿。紧接着做右侧动作亦然，左右共做 6 遍。

（二）动作原理及经络分析

此式以展肩扩胸动作为主，可刺激督脉、手三阴三阳经和背部腧穴，可调节手太阴肺经与手少阴心经之气，有效地矫正驼背及肩内收等不良姿势，起到预防肩、颈疾病的效果。

此式的虚实变换、转移两脚之间的重心，对腰胯及腿足的肌肉进行了有效锻炼；左右变换马步，可有效锻炼下肢肌肉力量，提高平衡和协调能力，同时增加前臂和手部肌肉的力量，提高手腕关节及手指关节的灵活性。

从动作注意点来看，对脊柱的稳固性加强和灵活性锻炼具有一定作用，可以防治脊椎疾病；眼睛主要注视箭头和远处的目标，握持箭头的拇指和示指因用力有时会有麻麻的感觉，因此可以充分对手阳明大肠经的起点商阳进行有效的刺激，从而对整条大肠经进行了有效的疏通和刺激，保持气血畅通；手紧握弓背，拇指、示指绷紧动作，不仅刺激了手太阴肺经，加强了肺经经气的疏通，而且又锻炼了手指关节的灵活性，改善了手指远端气血的循环功能；另一只手似紧拉弓弦，使掌心的劳宫受到刺激，可以拉伸肺与大肠经，左右手互相对拉，能使胸臂各关节松开，对拉拔长，让胸部得到充分舒张，从而起到调节心、肺功能的作用。另外，通过展肩扩胸，可刺激督脉和背俞穴，又因为手太阴肺经在两手臂内侧，两手臂用力正好把整条手太阴经的穴位进行了疏通和拉伸，有效刺激了以太渊为主的手太阴肺经,保持肺的健康。再有,弓步动作有效刺激了膝阳关和风市两穴,而这两穴又正好在足少阳胆经上,从而达到对整条足少阳胆经的有效疏通和刺激,同时足趾抓地可以刺激脾胃两经,增强消化功能。此外,这样的阴阳对立统一定势,能使身体达到四平八稳、八面支撑的平衡效果,对提高身体的稳定性和平衡能力具有重要的作用。

总体来说,"左右开弓似射雕"主要涉及的经络有督脉、手阳明大肠经、手太阴肺经和足少阳胆经等。

(三) 要点总结

左右开弓似射雕:调左右,平衡金木,调理平衡肺肝等脏腑。

本段旧称"左肝右肺似射雕",其中"似射雕"是动作要领,"左肝右肺"是言其作用,它以中医学的五脏生成说为指导。

这里的"左肝右肺"不是指肝肺的解剖位置,而是指"肝生于左,肺生于右"。隋代杨上善对《素问·刺禁论》注曰:"肝者为木在春,故气生左……肺者为金在秋,故气藏右也。肝为少阳,阳长之始,故曰生也。肺为少阴,阴藏之初,故曰藏也。"从五行属性而言,肝属木,主疏泄,肝气以升发为顺;肺属金,主全身之气,肺气以肃降为畅。

从肝肺的关系来看,肺金对肝木保持适度的制约,是正常的生理状态,称相克;如果肝木太甚,对肺金形成反克,则为病理状态,表现为肝升太过,肺降不及,称相侮。

保持肝(木)肺(金)之间正常的相克关系,对于维持人体的健康是必须的。

据此,本式锻炼时,通过弓步状态下两手"射雕"样的"左右开弓",对左(主升之肝气)、右(主降之肺气)进行科学调节,以保持其正常的升降状态。

因此,从理论上来说,本式的主要作用是通过调节肝肺两脏,来调整人体气机的升降。从实际效果来看,由于"左右开弓似射雕"的动作无形之中有扩胸作用,因此它除了对肝肺两者有保健作用外,对位于胸腔(上焦)的心脏也有较好的保护作用。又因为肺主气、心主血,故经常练习本段功法,也有利于气血的运行。

第三式　调理脾胃须单举

(一) 动作要领

自然站立,左跨半步,与肩同宽,左手掌心向上,自下腹部向上托举,掌根向前外,眼随手动,上举至头的左上方,自然吸气。同时,右手掌心向下用力下压,指尖向前,向下压至胯旁,双手至极限时提肛、收腹、屏气,舌尖抵上腭,保持3～5秒,慢慢呼气,恢复自然站姿。紧接着做右侧动作亦然,左右共做6遍。

(二) 动作原理及经络分析

中医理论认为,脾为仓廪之官,主运化水谷;胃为太仓,主要功能是受纳与腐熟水谷;脾胃互为表里,一同完成饮食的消化与吸收。脾胃也被称作后天之本。除此之外，脾胃还是气机升降的枢纽，脾主生发，胃宜和降。生理情况下，肝的疏泄功能可以促进脾胃的运化，脾胃的运化功能又有助于肝的疏泄，两者相互依赖，相互协调。疾病情况下，肝气过盛或肝失疏泄，横逆犯胃，胃失和降，引起肝气犯胃证；若胃气先虚，肝气相对偏盛，乘之于脾胃，也可引起肝气犯胃证；前者为木旺乘土，后者为土虚木乘。主要表现为胸胁胃脘胀满疼痛，呃逆嗳气，呕吐，或见嘈杂吞酸，烦躁易怒，舌苔薄白或薄黄，脉弦或弦数等。

这个动作通过手臂的上托和下按，打开了身体的阴经，而锁住了阳经；而这一升一降、一开一合的动作，正是中国传统健身术中最为提倡的"升降开合"。本动作特别强调一手上托，另一手下按，形成上下对称之力，通过左右上肢上下对拉，可以牵动腹腔，对脾胃、中焦、肝胆起到按摩作用，促进胆汁、胃液的分泌，从而促进了胃肠蠕动，增强了消化功能，同时对两胁的经脉也能起到很好的调理作用。在对人体胁侧进行拉伸时，恰恰有效刺激了胁侧的大包等穴，而大包隶属于足太阴脾经，进而疏通了整条脾经的气血；同时可刺激足阳明胃经、足厥阴肝经、足少阳胆经等经络；另外，手臂上举的动作也可有效刺激手少阴心经的极泉穴，对心的健康养护有一定积极作用。因此，调理脾胃须单举主要对足太阴脾经、足阳明胃经、足厥阴肝经、足少阳胆经进行有效的刺激和疏通，进而达到健脾养胃的功效，同时也对手少阴心经进行了一定刺激，对心的健康也起到一定的积极作用。单举这个动作还可使脊柱各椎骨间的小关节及小肌肉得到锻炼,从而增强脊柱的灵活性与稳定性,有利于预防和治疗肩、颈疾病等。

练习本动作牵拉到的主要经脉是足太阴脾经、足阳明胃经、足厥阴肝经、足少阳胆经、手少阴心经等。

(三) 要点总结

调理脾胃须单举:调中焦,平衡升降。

本段的"调理脾胃"说的是它的作用,或者说锻炼目的;"须单举"是其动作要点。需要说明的是,本句在语法上用了一种"互文"(也即"互文见义")的修辞手法。

"单举"的意思是一只手举起来,那么,另外一只手怎样动作呢?字面上没有直接交代,但透过修辞手法,可以知道另一只手的动作是与"上举"相反的动作——下按,也即本段功法的动作要点是"须单举、单按"。本式功法以中医学的脾胃理论为指导。

中医理论认为,脾胃同居中焦,相互协调,共同完成一系列复杂而重要的生理功能,如饮食物的受纳、消化与水谷精微的吸收,气血的生化,气机升降的调节,等等。

我认为,胰腺才是重要的消化器官,脾是最大的免疫器官,胰腺应该和胃相表里,脾应该和三焦相表里,才符合人体生理的自然规律。但在这里我特别佩服古代圣贤的大智慧,他们说脾胃更有意义,更能体现脾作为保卫者的地位和重要性。只有在强大的部队保护下,粮食才能真正安全,所以说脾胃,体现脾作为免疫器官的重要性,提醒民众部队的重要性。

本式功法主要作用于脾胃气机的调节。脾气主升，胃气主降，脾胃之升降，是全身气机升降之枢纽，一旦这种脾升胃降的状态遭到破坏，人体就会产生相应的疾病。

《素问·阴阳应象大论》所载"清气在下，则生飧泄；浊气在上，则生䐜胀"，指的就是一旦该升而不升的脾气"在下"，就会出现下利清稀、完谷不化之类的疾病；反之，如果该降而不降的胃气"在上"，则会出现胀闷不舒类病变。

练功时通过两手一上一下的动作，意在帮助中焦脾胃气机的升降维持在一个动态平衡的状态，如能配以相应的调心方法和深长细匀的腹式呼吸，则效果更佳。

第四式　五劳七伤向后瞧

（一）动作要领

自然站立，左跨半步，与肩同宽，自然吸气，头部向左后方慢慢转动，尽量往后瞧，同时，内旋手臂，两臂内旋呈大于80°，两腿伸直，重心升起，掌心向后外，头和手同时达到最大生理限度时，提肛屏气，舌尖抵上腭，保持3～5秒后，慢慢呼气，两臂回收，头回正，恢复自然站姿。紧接着做右侧动作亦然，左右共做6遍。

（二）动作原理及经络分析

本动作的主要目的是使精神放松、神经功能协调和身体整体的气血通畅。通过上肢伸直内旋扭转的静力牵张作用，可以扩张牵拉胸部相应肌肉群和腹腔内的脏腑。本式往后瞧的转头动作使两侧颈部肌肉得到充分的舒展与收缩运动，可刺激颈部大椎。大椎的通畅是神志清醒、脏腑顺畅的保障。《循经考穴编》记载，大椎能"主五劳七伤，诸虚百损，骨蒸盗汗……当刺大椎第一间"。本动作同时还能刺激手三阴、三阳、足三阴、三阳及督脉，进而由表及里刺激五脏六腑，保持它们之间正常的气血流通。在做这一动作时，肩关节也得到充分内旋，眼肌也得到活动，可预防眼肌疲劳以及肩、颈与背部等疾患。同时，改善颈部及脑部血液循环，有助于解除中枢神经系统疲劳，达到防治"五劳七伤"的目的，从而保持身体健康。

这一式要解决以下 3 个问题：

第一，什么是五劳？

五劳是中医学名称，一是指五脏的劳损。隋代巢元方《诸病源候论·虚劳病诸候》称："五劳者：一曰志劳，二曰思劳，三曰心劳，四曰忧劳，五曰瘦劳。又，肺劳……肝劳……心劳……脾劳……肾劳……"《医学纲目》又说："心劳血损，肝劳神损，脾劳食损，肺劳气损，肾劳精损。"二是指五种劳伤的病因。《素问·宣明五气》云："久视伤血，久卧伤气，久坐伤肉，久立伤骨，久行伤筋，是谓五劳所伤。"可见"劳"的含义就是过度的意思，过劳可以致病，过逸（久卧、久坐）也可以致病。

第二，什么是七伤？

《诸病源候论》指出："七伤者……一曰大饱伤脾……

二曰大怒气逆伤肝……三曰强力举重、久坐湿地伤肾……四曰形寒寒饮伤肺……五曰忧愁思虑伤心……六曰风雨寒暑伤形……七曰大恐惧不节伤志。"由于持久过度强烈紧张,造成神经功能紊乱,气血失调,从而导致脏腑功能受损。五劳是指身而言,七伤是指心而言。此处的五劳七伤,可理解为泛指一切过度劳形与劳神的致病因素。

第三,为什么往后瞧可以治五劳七伤?

一是往后瞧可以刺激第7颈椎棘突下的大椎和旁开大椎0.5寸的定喘穴。医学研究证明,刺激大椎,有四大作用:①宣肺平喘,防治咳嗽、哮喘、气管炎等;②退热止疟,防治感冒、发热、疟疾等;③益气通阳,预防感冒、白细胞减少、脑发育不全等;④宁神豁痰,防治癫痫、精神病等。

《运动解剖学》又告诉我们,第7颈椎有一个特点,就是随着头的转动而转动。这样大椎和定喘穴就在头的左右转动中得到牵扯、抻拉、按摩。在自然和可能的情况下,头转动的幅度越大,牵扯、抻拉、按摩的程度就越大,从而有效开启了大椎和定喘穴(即启窍的作用),畅通了手足六阳经(大椎是6条阳经的集中处),提高了其功能,有助于劳伤病的防治与好转。

现代医学研究证实,大椎有增加白细胞数量的作用,故刺激大椎可提高免疫力、抵抗力,防治劳伤,战胜疾病。

二是该式转头后瞧的同时,两臂内旋,两肩后张,两肩胛骨相靠。这样在一定程度上就刺激了位于第4胸椎棘突下、旁开3寸的足太阳膀胱经的膏肓俞(膏肓是指"心之下、膈之上的部位")。《备急千金要方》指出,膏肓俞无所不治,主治羸瘦虚损、上气咳逆、梦中遗精等。

(三) 要点总结

五劳七伤往后瞧:调劳伤,平衡标本。

本式为治疗性功法,其中"往后瞧"是其动作要点;"五劳七伤"是指"五劳七伤者",暗含"往后瞧"能治疗"五劳七伤"类疾病。它以中医学病因病机学说为指导。

从本式的语境结合锻炼方法来看,这里的"五""七"均为约数,泛指各种慢性、劳伤性疾病。

中医学认为,肾中精气为五脏精气的根本,肾气充足是五脏及全身气血充沛的前提。另外,中医还有"久病及肾"之说,任何疾病如久治不愈,都会影响到肾。

因此,无论何种劳伤,其治当离不开补肾。肾居下焦,位于腰部,"往后瞧"能通过转颈部和向内旋转手臂,使腰部相对固定,进而达到挤压按摩双肾的作用,以增强肾气功能,从而治疗各种原因引起的劳伤性疾病之"本";同时,这一动作对于劳伤性疾病常见的腰酸腿软等症状,还能起到治"标"的作用。

第五式　摇头摆尾去心火

(一) 动作要领

自然站立,先左足向左跨立,比肩稍宽,自然成马步姿势,顺势转为左弓步,同时双手向上翻转,虎口朝内,双手轻按膝盖上部,同时吸满气,提肛屏气,舌尖抵上腭,左倾上身和头部,头从左上,向左下、右下、右上轻摇,摆尾,轨迹呈椭圆形,身体随头摆尾,头至最上方时,继续提肛、屏气,舌尖抵上腭,身体自然成右弓步;两肩后张,仰头,眼睛看向前上方,保持 3 ~ 5 秒后,慢慢呼气,收左腿恢复自然站姿。紧接着做右侧动作亦然,左右共做 6 遍。

（二）动作原理及经络分析

心火,是一种中医病名,多因情志抑郁化火,或火热之邪内侵,或过食辛辣刺激食物、温补之品,久蕴化火,扰神迫血而成。具体可表现为发热、口渴、心烦、失眠、便秘、尿黄、面红、舌尖红绛、苔黄、脉数有力;或口舌生疮、溃烂疼痛;或小便短赤、灼热涩痛;或吐血、衄血;或狂躁谵语、神识不清。在正常生理状态下,肾阴或谓肾水可以制约心阳,而心阳也会下降于肾,温煦肾水,这种状态就是水火既济。在气功中也有术语"坎离相交"来描述它。心肾相交,水火既济,就不会出现心火旺盛的病证。

这一式的目的就是借肾水,去心火。本式动作上半身似一个轴一样挺直,可以让脊柱得到锻炼,并且通过椭圆轨迹的俯仰摇摆,可以锻炼悬在脊柱上的内脏。通过身体的转动达到对督脉尾闾(长强)的刺激,转头的同时也可刺激大椎,从而带动整个督脉的气血流通,摆动尾闾,刺激肾水上升,达到心肾相交的目的。而且通过摇头,可刺激大椎,达到疏经泄热的作用,从而沟通心肾、水火既济。

"摆尾"真正着力的动作点是督脉的根部尾闾处。这一动作可以起到通达督脉的作用。古人把这个过程比喻为"过三关"(即尾闾关、夹脊关和玉枕关)。人体气机从尾闾关到夹脊关运行缓慢,古人比喻为"羊车";从夹脊关到玉枕关,气机运行加快,古人把它比喻为"鹿车",形容如同小鹿一样轻盈快捷;由玉枕关入脑则需大力,如同"牛车"。所以,动尾闾过"三关"是非常难的。人不能像动物一样,通过摇头摆尾来锻炼尾椎部分,日常活动无法对其产生有效刺激。而"摇头摆尾"则可很好地活动尾闾,可刺激脊柱、督脉,加上摇头可刺激大椎,从而达到疏泄心热的效果。

总之,动作开始时是弓步,动作即将结束时又是弓步,起到双重拉伸作用。"摇头摆尾去心火"主要涉及的经络有督脉、足厥阴肝经、足少阴肾经、足太阳膀胱经等。

(三) 要点总结

摇头摆尾去心火:调上下,平衡水火,使心肾相交,疏泄心火,安神定志。

本式与上式相似,也是治疗性功法,只是在操作要点、适用范围上有所不同。其中,"摇头摆尾"说的是操作,"去心火"是其作用,它以中医学的藏象学说为指导。在操作方面,本式转腰的幅度与强度均大大增强。同时,其名称以"摇""摆"割裂应用,一方面强调了动作的轻巧与放松,另一方面还含有以腰部运动带动颈部运动之意。在作用方面,由于大幅度"摇摆"加大了对命门与肾的按摩作用,能起到养阴滋水的作用。中医学认为,心属火,对应自然界之南方,位于人体上焦;肾属水,对应自然界之北方,位于下焦。

正常情况下,肾水上济以制约心火,使之不至于过旺,心火下降以温肾水,两脏之间的这种生理关系称心肾相交、水火既济。当某种原因引起心火过旺而产生疾患时,通过补益肾水的方法加以"灭火",是常用的治疗法则之一。

本式动作正是基于这一理论设定的,通过大幅度晃海(中晃海为主,上晃海为辅),增北方肾之水,去南方心之火。在适应证方面,本式主要作用于属于虚证的劳伤性疾病,以及心火表现比较明显的虚实夹杂证候。

在操作注意方面,本式动作范围、运动量均较大,颈椎病、高血压等患者及年老体弱者,应适可而止,不必过分强求动作的标准和幅度,以免引起头晕、眼花等不适,甚至摔倒等意外事件的发生。

第六式　怒目冲拳增气力

(一) 动作要领

自然站立,向左跨立成马步,与肩同宽,自然吸气,提肛、收腹,舌尖抵上腭,双手握拳,拳心向上,屏气3～5秒后,怒目,左拳旋转冲出,拳心向下,并发出"哈"的声音,然后恢复自然站立姿势。紧接着做右侧动作亦然,左右共做6遍。

(二) 动作原理及经络分析

"骑马步"对大腿肌肉的锻炼非常有效。中医五行讲脾主肌肉,根据阴阳平衡原理,此动作将形成对足太阴脾经的刺激,促进足太阴脾经气血的疏通。通过睁大眼睛凝视锻炼,可刺激足厥阴肝经气血的疏通,从而疏通脏腑气血,达到保肝的作用。

中医认为,肝主筋,开窍于目,其华在爪。本式的几个动作均与肝相关。肝为将军之官,又称刚脏,喜条达而恶抑郁。怒目、瞪视可以疏泄肝气,还可以提升肝的正气,有助于疏导人的情绪。两腿下蹲十趾抓地、双手攒拳、手指强力抓握等动作,可刺激手足三阴、三阳的穴位和督脉等经脉。同时,旋转冲拳和回收,使全身肌肉受到强烈的静力牵张,长期锻炼可以有效增长肌肉,增强气力。

"怒目冲拳"何以能"增气力"?

中医理论认为,肝为将军之官,主怒,其气宜条达而恶抑郁,藏血,主疏泄,在体为筋,开窍于目。

本式中的"怒目瞪眼"可激发眼睛及相关部位,从而对肝经起到调理作用,使肝血充盈,养眼明目。"筋为肝所主",全身筋的活动都有赖于肝之阴血的濡养和肝气之升发。

通过怒目冲拳,两臂摩肋前伸,可以拉动手臂筋脉,有助于疏肝理气;发出"哈"的声音,有助于排出体内的浊气,改善肝藏血和调节血液流量的功能。

双手握固,则具有安魂定魄、收摄精气之效,并增强手臂力量及灵活性;左右拧腰顺肩,可有效强壮腰脊、保健脊柱;旋腕可激发手三阴、三阳经脉,以及腕关节周围的原穴;通过十趾抓地可调动足三阴、三阳经气,从而调畅经脉气血。

此式动作要求在半蹲状态下迅速冲拳同时伴随直立身体,达到爆发冲拳的目的,可使大腿肌肉、筋脉受到牵张拉动,从而增加下肢肌肉力量及身体的稳定性,最终达到全身筋肉壮实、气力增加的效果。

(三) 要点总结

怒目冲拳增气力:调肝系,平衡身心。

上式的作用重点在于调摄肾系,本式的"怒目"和"冲拳"可激发眼睛及相关部位。之前的"攒拳"也至关重要,从而对肝经起到调理作用。中医学认为,肝藏血、主疏泄、主筋、开窍于目,与人体多项形体(身)和精神(心)方面的功能相关。

肝主疏泄的功能包括促进血液与津液的运行输布、脾胃运化和胆汁的分泌排泄、男子排精与女子排卵、调畅情志等四方面具体内容。再如,肝主筋的功能是指肝血对于"筋"的濡养作用,而"筋"的内涵实际应包括有收缩功能的肌肉和有传导支配作用的条索样组织(如神经)在内。故肝的功能正常,则精神愉快,纳谷馨香,筋骨强健,双目有神,反之亦然。

锻炼本式功法时,通过马步下蹲、攒拳前冲以使全身之"筋"处于紧张状态,配以瞪眼怒目使"目系"也处于紧张状态。由于筋与目均为肝之外候,故兴奋筋、目,通过肝(胆)的经络反过来"刺激"肝(胆)系,使之保持正常状态,并由此促进人体形神的统一、身心的健康。

需要指出的是,"攒拳"是第一位的,"怒目"应以"拳"为目标。功法训练有素者,还可随"拳"之出入而配以相应急促的呼气方法和调心方式。另外,本式与第二式也有一定的内在联系,在操作方面,"左右开弓"中包含"左右冲拳"的影子;在锻炼对象方面都离不开肝,前者以调节肝肺气机之升降为主,后者以调节肝的疏泄功能为要,两者互补,健身强体。

第七式 双手攀足固肾腰

(一) 动作要领

自然站立,向左跨步,与肩同宽,自然吸气,双臂慢慢上提,双手掌分别贴在同侧肋脊角处,两肩尽量向后张,吸满气后提肛、屏气,舌尖抵上腭,稍停顿后,双手掌稍用力摩运慢慢下滑至骶部,滑向双侧股骨头部(环跳穴)附近,再慢慢下滑至双足外侧,然后平抚滑动到双足内侧,再沿小腿内侧慢慢上行至腹股沟处,全程提肛、收腹、屏气等用时约5秒,然后慢慢呼气,恢复自然站姿。紧接着做右侧动作亦然,左右共做6遍。

(二) 动作原理及经络分析

中医认为,肾是五脏之一,位于人体腰部,左右各一。《素问•脉要精微论》说:"腰者,肾之府。"肾是人体先天之本,内含元阴元阳,为元气生发之处。肾阴肾阳为人体阴阳之根本,也是人体生长发育之基础。肾气的盛衰直接关系到人体的生长发育与衰老。《素问•六节藏象论》说:"肾者主蛰,封藏之本,精之处也。"《素问•上古天真论》

说："肾者主水，受五脏六腑之精而藏之。"现代医学认为，肾是调节体液平衡的重要脏器，肾上腺是内分泌器官，与全身代谢功能有密切关系。

此式动作通过两手主动上抬，带动上体挺直和肩关节上提牵拉胸廓，加之两手向下摩运、直膝屈身、两手平抚滑动摩运双足、塌腰抬头等动作，主要目的在于疏通经络；通过前屈后伸可有效刺激人体脊柱、腰椎、督脉、足太阳膀胱经、命门、肾俞和腰阳关，调节肾经、膀胱经、督脉的经气，起到疏通经络、调畅气血的作用；通过活动腰部关节和筋骨肌肉，使腰部经脉气血调和，进而起到防治腰痛的作用。足太阳膀胱经在人体循行范围很广，"挟脊抵腰中，入循膂，络肾属膀胱。其支者，从腰中下挟脊贯臀，入腘中。其支者，从髆内左右，别下贯胛，挟脊内，过髀枢，循髀外从后廉下合腘中，以下贯踹内，出外踝之后，循京骨，至小指外侧"。足少阴肾经"起于小指之下，邪走足心，出于然谷之下，循内踝之后，别入跟中，以上踹内，出腘内廉，上股内后廉，贯脊属肾络膀胱"。此动作运动幅度较大，对足太阳膀胱经的刺激也足够充分。同时，肾受到牵引按摩，可增强生化肾精、肾气的功能，使位于第 2～3 腰椎棘突之间、关系肾气出入和维系生命之命门的通达能力也增强；与之相关的肾俞（位于命门外侧 1.5 寸处的足太阳膀胱经上），其转输肾气的职能作用也会增强。肾俞转输能力如果差，就容易产生腰肌劳损的表现；而腰阳关（位于督脉，第 4 腰椎棘突下凹陷中，是人体肾气、阳气必经的关隘）是人体活动时承受最大力之处，肾气、阳气至此，最容易受到阻滞，容易发生腰椎间盘突出。

腰阳关因受刺激而得以疏通,加之肾功能的增强,其通关能力也增强。

腰为肾之府,肾生髓主骨,肾气、肾精增强能温养腰部。腰部受温养,其所处的经络和穴位就能畅通,又有益于肾气、肾精的化生功能。双手从背腰部向下一直摩运到足跟,环足一周后,沿足三阴经上行,加上腹式呼吸和意念引气作用的结合,进一步刺激了摩运路线的足太阳膀胱经和足少阴肾经,特别是膀胱经上的委中(位于足太阳膀胱经下行与足少阴肾经上行的交会处),对腰部的保健和痛症有极好效果,保持经络和重要穴位畅通,从而达到固肾壮腰的作用。同时通过意守等导引活动,作用于命门,调动内气,促进经脉气血流畅,驱邪外出,营养腰部关节、肌肉以及筋、脉、骨等组织,从而起到有病治病、无病防病的目的。由此可见,两手攀足固肾腰是强肾健腰、治疗腰痛的一种锻炼方法。此式还有助于防治生殖泌尿系统方面的慢性病,达到固肾壮腰的作用。通过脊柱大幅度前屈后伸,可有效提升躯干前、后伸屈脊柱肌群的力量与伸展性,同时对腰部的肾、肾上腺、输尿管等器官有良好的牵拉、按摩作用,可以改善其功能,刺激其活动。

综上所述,"两手攀足固肾腰"涉及的主要经络为足太阳膀胱经、督脉、足少阴肾经等。

(三) 要点总结

两手攀足固肾腰:调命门,平衡任督,强腰壮肾,醒脑明目,有效防治腰椎间盘突出症。

本式功法通过较大幅度俯仰的"两手攀足"锻炼，达到"固肾腰"的目的，它以中医学的经络学说为指导。

中医学认为，肾居人体下焦，为先天之本，位于腰部，故有"腰为肾之府"的说法；腰、背部和腹部有多条经络分布，如足三阳经、督脉均过腰部，足三阴经、任脉均过腹部，腰部还是命门所在地，而命门在功能上与肾息息相通。

因此，本式功法的"固肾腰"作用，主要体现在两方面：

一是通过较大幅度俯仰时对命门的纵向按摩，起到补肾健腰的作用。

二是通过对腹部和腰背部经络一紧一松的"刺激"，起到调和经气、平衡阴阳的作用，其中对任督二脉及其经气调整作用的意义尤为重要。因为任脉为"阴脉之海"，能调节全身阴经气血，且与上丹田相连；督脉为"阳脉之海"，能调节全身阳经气血，且与中、下丹田相连。古人将气血在任督二脉的运行过程比喻为"小周天"。

本式主要特点：在运动方式上，腰部的旋转和俯仰运动，加强了对任督二脉及足三阳、足三阴经（尤其是对督脉）的调理，可起到调和阴阳的作用；在作用方式上，与第四、第五两式相同，均以肾为主要作用对象，但前两式分别属于针对"五劳七伤""心火"的治疗性功法，本式则属于主要针对常人的日常调养性功法。由于本式对腰部的柔软性有较高要求，年老体弱及心脑血管病者不必刻意强求动作的幅度，意到即可。

第八式　背后七颠百病消

（一）动作要领

并足站立，自然吸气，双手轻贴于裤缝，双肩尽量向后张，提肛、屏气，舌尖抵上腭，提踵（足跟），挺直腰背，头部向上顶，至最高点时，保持 3～5 秒后，用力下顿，同时迅速呼气，感觉头部有震荡感即可。共做 7 遍。

（二）动作原理及经络分析

本动作通过足跟上提，对原穴冲阳（足阳明胃经）进行了有效刺激，进而对整条胃经进行有效疏通。调动整个身体的十二经络和任督二脉的气血活性，自然下落时通过震动可进一步活跃身体整体的气血流动，从而使身体整体气血得到平衡畅通，达到健身、养生的目的。

此式的作用：震动脊柱和督脉，激荡气血，对各段椎骨的疾病和扁平足有防治作用。督脉统摄诸阳，循达于体表，则可卫外御邪；通达于体内，则可温通经脉，温煦脏腑。

此式主要在于震颤脊柱与全身，包括肌肉、骨骼与脏腑。轻微的震颤配合腹式呼吸，对各个器官是一个良性刺激，可以运动脏腑，振奋正气。提肛，又称撮谷道，可以促进肛门局部血液循环，预防痔疮等肛周疾病。根据中医理论，吸气的同时提肛，可以提升体内中气，预防中气下陷导致的脏器脱垂。

提踵、震足、颠背有什么意义呢?

提踵、震足的意义:从中医的观点来看,提踵、震足可启动、激发足三阴、三阳经的井穴和原穴。中医将井穴喻为水的源头,是气血的发源地;原穴是脏腑原气经过的地方,故提踵震足能促使下肢所有经脉的疏通,气血周流,从而有助于防治疾病。从全息论的角度来看,足底可反映出全身整体情况,足趾是脑的反射区,足跟是卵巢、睾丸、生殖系统反射区,所以提踵落足有助于增强大脑功能、男女生殖系统功能,具有显著的补益先天、调补后天的作用。提踵震足有助于畅通任督二脉。李时珍云:"任督二脉,人身之子午也,乃丹家阳火阴符升降之道,坎水离火交媾之乡。"俞琰注《参同契》说:"人身血气,往来循环,昼夜不停,医书有任督二脉,人能通此二脉,则百脉皆通。"

颠背的意义:背部正中是脊柱所在位置,脊柱不仅是支持身体的大柱,更重要的是,它内藏具有造血功能的脊髓及其神经根,是神经系统的重要部分。另外,人体背部皮下存有大量免疫细胞,所以颠背可以提高人体抵抗力。

(三) 要点总结

背后七颠百病消:调松紧,平衡张弛。

从字面可知,本式功法通过"背后七颠"的锻炼,试图使"百病消"。实际是强调"松"在疾病防治中的意义,同时暗喻精神紧张对人体健康的危害。它以中医学的七情致病说为指导。

　　中医学重视情志对人体健康的影响,尤其注意到过度紧张会影响健康,引起或加重某些疾病,如高血压、溃疡病等。同时中医还认为,情志的忧郁不快与疾病之间会互相影响,形成所谓"因郁致病,因病致郁"的恶性循环。据此,历代气功家都强调放松的重要性,并总结出了相应方法,如古人的委身法、弛缓法,今人的三线放松、分段放松、局部放松、整体放松、翻滚放松等,其意均在于通过自身锻炼,达到形神放松、身心健康的目的。

　　"背后七颠"与上述古今放松法,实际上同出一门,都是从形体放松入手,促进情志放松,最后达到身心松紧适度、形神张弛平衡的良好状态。同时,在八段锦前七式的锻炼过程中,全身形体总体而言是紧张有余、松弛不足,尤其是上下肢基本上以紧张为主。因此,本式还有调节整套功法张弛度的作用。另外,本式的放松性锻炼对人体从运动量比较强的练功活动过渡到"收势",还起到了某种"桥梁"作用。由此可见,在"背后七颠"时,除了必须充分放松全身、自然有序外,还应放松情绪,以便获得最佳效果。

　　那么,"背后七颠百病消"为何颠7次?

　　关于"7"这个数字的神秘内涵,我已在本书第二章中从自然科学角度作了较详细的论述。它也经常出现在一些古籍记载、神话传说和民间风俗中,传递出多重文化信息:一是有人认为"7"代表一种神秘的限度。无论是数量还是时间等,均以"7"为期,是作为一种神秘的周期数而存在。二是有人认为"7"是体现生命活动的周期规律。《周易》曰:"反复其道,七日来复,天行也。"

《史记》记载："阳数成于七。"此是天体及阴阳二气运行的自然节律。另外，"七轮"之说源于印度瑜伽知识，是人体经脉系统中 7 个主要的能量点，相当于中医经络学的穴位。"七轮"的知识流传至西藏，被当地瑜伽密教和藏传佛教所吸收。人体也存在一个以 7 天为界限的生理周期，即"七日节律"，这一节律贯穿生命始终，特别在女性身上体现得尤为明显。"背后七颠百病消"之所以要颠足 7 次，既是对前七节运动后的整理和修复，更是对数字"7"所代表的无限往复和生命节律文化内涵的一种体现。

知识问答

一、怎样才能掌握好律动八段锦锻炼的运动量？

答：一般情况下，每天早晚各练习 1 次。每次练习可做 1～2 遍，每遍之间休息约 2 分钟，加上准备活动和结束时的整理运动，一次练习在 20 分钟左右为宜。如时间或身体健康情况不允许，可以在一天中安排 1～2 次练习，每次练习 15～30 分钟；也可以将整套功法拆开，从中选择适合自己的动作来练习。

二、练习律动八段锦对提高健康水平有什么作用？

答：长期有规律地进行律动八段锦锻炼，可以降低体脂百分比和血脂，降低血压和心率，增强心肺功能；可以提高练习者的运动素质，缓解焦虑，改善心境，提高生活质量；可以改善性激素水平，缓解生理年龄的衰退，具有一定的延缓衰老功效。

三、律动八段锦在练习中应如何进行呼吸吐纳？

答：练习律动八段锦时一般采用逆腹式呼吸，同时配合提肛、屏气、呼吸。具体操作是，吸气时提肛、收腹、膈肌上升；呼气时膈肌下降、松腹、松肛。呼吸吐纳要与动作导引相互配合，起吸落呼，开吸后呼，蓄吸发呼。在每一段主体动作的松紧与动静变化的交替处，可适当屏气。

后 记

　　律动八段锦是在首长的关怀、关心和我服务范围的广大官兵和亲朋好友的共同支持、鼓励和热心帮助下，运用我提出的阴阳六行观点，吸收《黄帝内经》养生智慧，根据华佗五禽戏导引养生的精髓，综合并汲取众多八段锦版本强身健体祛病的精华，结合部队训练和广大儿童、青少年、老年人等不同人群日常生活及强身健体的特点等，通过认真研究和解读传统八段锦，精炼而成。在这里，我诚挚地感谢首长对我的厚爱、关心和支持！诚挚地感谢 301 医学创新研究部原政委赵炜的亲切指导、策划、支持和帮助！诚挚地感谢首都师范大学张燕华副教授对《律动八段锦》给予的中肯建议！诚挚地感谢解放军总医院第二医学中心李天志主任、张麒部长等中心领导的信任、关爱、支持、指导和保健九科全体医护人员对我的关心、支持和帮助！特别感谢张小绮老师长期以来对我工作全身心的有力支持和帮助，她对八段锦制作、宣传、推广等付出了大量心血！特别感谢中国舞蹈家协会罗斌主席的大力支持和李广杰、代莹莹两位老师的精彩示范！感谢侯乃靖、陈涛、卢世通的配合示教！感谢高秀波团长和他的团队，对律动八段锦的练习、对比考核和总结等！感谢神州网云信息技术有限公司宋超同志的积极推广！同时感谢十几名临近复员退伍离开军营的老兵。他们找到我说："许大夫，您再给我们指导和纠正一下动作以及注意事项，好让我们回到老家教我们的父母和亲戚。"当时听了这话，我被可爱战士的朴素及孝敬之心所感动,让我更加有信心推广律动八段锦。感谢摄影同志的辛苦劳动和后期制作！感谢其他关心、支持和帮助我的领导和战友！

书山有路,学海无涯。本人始终在学习和探索的路上,对高深的中医心存敬畏。在短短的时间里,全面领悟八段锦的精髓难度很大,难免会有一些差错和不足,希望广大读者在练习过程中多提意见,多提好的建议。律动八段锦因符合客观规律而命名,它动作阳刚、勇猛、果断而又自然,其实同样适合广大儿童、青少年、部分老年人练习。让八段锦更好地为广大民众健康服务,同时让八段锦走进军营,充当官兵训练的助力器,为提高部队战斗力作出应有的贡献！